Akanksha Singh
Rika Singh
Praveen Rathore

Ligação intrincada entre psoríase e periodontite crónica

Akanksha Singh
Rika Singh
Praveen Rathore

Ligação intrincada entre psoríase e periodontite crónica

Desvendar o nexo oculto e reforçar a saúde holística

ScienciaScripts

Cover image: www.ingimage.com

This book is a translation from the original published under ISBN 978-620-8-17049-3.

Publisher:
Sciencia Scripts
is a trademark of
Dodo Books Indian Ocean Ltd. and OmniScriptum S.R.L publishing group

120 High Road, East Finchley, London, N2 9ED, United Kingdom
Str. Armeneasca 28/1, office 1, Chisinau MD-2012, Republic of Moldova, Europe
Printed at: see last page
ISBN: 978-620-8-24958-8

Título

Desbloquear a ligação: Explorando a intrincada ligação entre a psoríase e a periodontite crónica

Conteúdo

Introdução:

A psoríase e a periodontite crónica são duas condições médicas distintas que afectam milhões de pessoas em todo o mundo, causando muitas vezes um desconforto físico significativo, angústia emocional e uma qualidade de vida prejudicada. A psoríase, uma doença crónica autoimune da pele, é caracterizada pela rápida proliferação de células da pele, resultando em manchas vermelhas e escamosas que podem causar comichão e dor. Por outro lado, a periodontite crónica é uma doença inflamatória progressiva que afecta as gengivas e as estruturas de suporte dos dentes, levando à recessão gengival, à perda de dentes e a potenciais consequências para a saúde sistémica.

A prevalência da psoríase e da periodontite crónica é substancial, com ambas as condições a afetar indivíduos de vários grupos etários, géneros e etnias. De acordo com estimativas recentes, a psoríase afecta aproximadamente 2-3% da população mundial, enquanto a periodontite crónica é uma das doenças orais mais prevalentes, afectando até 50% dos adultos em todo o mundo. Para além das suas manifestações físicas, estas doenças podem também afetar o bem-estar mental, contribuindo para sentimentos de autoconsciência, isolamento social e diminuição da autoestima.

Apesar de aparentemente não estarem relacionadas, as evidências emergentes sugerem uma potencial ligação entre a psoríase e a periodontite crónica, para além de uma mera coincidência. Os investigadores descobriram ligações intrigantes entre as duas condições, apontando para mecanismos subjacentes comuns, como a desregulação imunitária, a inflamação crónica e a predisposição genética. A compreensão da interação entre a psoríase e a periodontite crónica tem implicações significativas tanto para a prática clínica como para a investigação, uma vez que pode oferecer novos conhecimentos sobre a patogénese da doença e informar abordagens de tratamento mais eficazes.

Neste livro, embarcamos numa viagem para explorar a intrigante relação entre a psoríase e a periodontite crónica. Iremos aprofundar a epidemiologia, a fisiopatologia e as implicações clínicas destas condições, com especial incidência na elucidação das potenciais influências bidireccionais entre elas. Ao lançar luz sobre esta área emergente de investigação, pretendemos capacitar os prestadores de cuidados de saúde, os investigadores e os indivíduos afectados pela psoríase e pela periodontite crónica para reconhecerem a natureza interligada destas condições e colaborarem no sentido de abordagens holísticas aos cuidados. Junte-se a nós para descobrirmos a intrincada rede que liga a saúde da pele à saúde oral e abrir caminho para uma compreensão mais profunda das complexas interligações do corpo humano.

Capítulo 1: Compreender a psoríase

A psoríase é uma doença autoimune crónica caracterizada pelo crescimento anormal e acelerado das células da pele, levando à formação de manchas vermelhas espessas cobertas por escamas prateadas. Este capítulo apresenta uma visão global da psoríase, incluindo a sua epidemiologia, etiologia, manifestações clínicas e modalidades de tratamento actuais.

1.1 Epidemiologia da psoríase

A psoríase é uma condição cutânea comum que afecta milhões de indivíduos em todo o mundo, independentemente da idade, sexo ou etnia. Estudos epidemiológicos relataram taxas de prevalência variáveis de psoríase em diferentes populações, com estimativas que variam de 0,09% a 11,43%. Só nos Estados Unidos, estima-se que aproximadamente 2-3% da população seja afetada pela psoríase. A condição manifesta-se normalmente no início da idade adulta, com um pico de aparecimento entre os 20 e os 30 anos de idade, embora possa ocorrer em qualquer idade.

A psoríase apresenta uma etiologia multifatorial, com factores genéticos e ambientais a desempenharem papéis significativos na sua patogénese. A predisposição genética é um fator determinante da suscetibilidade à psoríase, tal como evidenciado pelas taxas de concordância mais elevadas observadas entre gémeos monozigóticos em comparação com gémeos dizigóticos. O envolvimento de loci genéticos específicos, como os que codificam componentes do sistema imunitário (por exemplo, HLA-Cw6), apoia ainda mais a base hereditária da psoríase.

Para além dos factores genéticos, vários factores ambientais podem precipitar ou exacerbar as crises de psoríase. Estes factores podem incluir stress, infecções (por exemplo, infecções estreptocócicas da garganta), certos medicamentos (por exemplo, beta-bloqueadores, lítio), tabagismo, obesidade e consumo excessivo de álcool. Compreender a interação entre a predisposição genética e as influências ambientais é essencial para elucidar a complexa fisiopatologia da psoríase.

1.2 Fisiopatologia da psoríase

A fisiopatologia da psoríase é caracterizada por respostas imunitárias desreguladas, proliferação aberrante de queratinócitos e cascatas inflamatórias na pele. A desregulação dos linfócitos T, em particular das células T helper 17 (Th17), que produzem citocinas pró-inflamatórias como a interleucina-17 (IL-17) e a interleucina-23 (IL-23), é fundamental para a patogénese da psoríase. Estas citocinas desempenham um papel fundamental na condução dos processos inflamatórios e na promoção da proliferação de queratinócitos.

Para além das células Th17, outras células imunitárias, incluindo as células dendríticas, os macrófagos e os neutrófilos, contribuem para o meio inflamatório observado nas lesões psoriáticas. A libertação de citocinas como o fator de necrose tumoral alfa (TNF-α), o interferão-gama (IFN-γ) e a interleucina-1 (IL-1) amplifica ainda mais a resposta inflamatória, perpetuando o ciclo de inflamação e hiperproliferação da pele.

A ativação imunitária desregulada observada na psoríase estende-se para além da pele, com provas acumuladas que implicam a inflamação sistémica na patogénese de comorbilidades como as doenças cardiovasculares, a síndrome metabólica e a artrite psoriática. Esta inflamação sistémica sublinha a importância de encarar a psoríase como mais do que uma simples condição dermatológica, mas sim como uma doença inflamatória sistémica com implicações de grande alcance para a saúde em geral.

1.3 Manifestações clínicas da psoríase

A psoríase apresenta um conjunto diversificado de manifestações clínicas, que vão desde placas localizadas até ao envolvimento generalizado da pele e das unhas. O tipo mais comum de psoríase é a psoríase em placas, caracterizada por placas eritematosas bem definidas, cobertas por escamas prateadas. Estas placas ocorrem normalmente nas superfícies extensoras, como os cotovelos, joelhos, couro cabeludo e parte inferior das costas, embora possam afetar qualquer parte do corpo.

Para além da psoríase em placas, outras variantes da psoríase incluem a psoríase gutata, a psoríase pustulosa, a psoríase inversa e a psoríase eritrodérmica, cada uma com as suas caraterísticas clínicas e apresentação distintas. A psoríase gutata, por exemplo, manifesta-se como pequenas lesões em forma de gota espalhadas pelo tronco e membros, frequentemente desencadeadas por infecções estreptocócicas. A psoríase pustulosa apresenta-se com pústulas estéreis na pele eritematosa, enquanto a psoríase inversa afecta áreas intertriginosas como as axilas, virilhas e pregas inframamárias.

A psoríase também pode afetar as unhas, levando a manifestações como pitting, onicólise e hiperqueratose subungueal. O envolvimento das unhas, conhecido como distrofia ungueal psoriática, pode causar uma incapacidade funcional significativa e preocupações estéticas nos indivíduos afectados.

1.4 Modalidades de tratamento da psoríase

Apesar de ser uma doença crónica, a psoríase pode ser gerida com várias modalidades de tratamento destinadas a controlar os sintomas, reduzir a inflamação e prevenir a progressão da doença. As decisões de tratamento são orientadas pela gravidade e extensão do envolvimento psoriático, bem como por factores individuais do doente, como comorbilidades, idade e preferências de tratamento.

As terapias tópicas, incluindo corticosteróides, análogos da vitamina D, retinóides e inibidores da calcineurina, são normalmente utilizadas para a psoríase ligeira a moderada que afecta áreas localizadas da pele. A fototerapia, que envolve a exposição à radiação ultravioleta (UV) (UVB ou PUVA), é outra modalidade de tratamento eficaz para a psoríase, quer como monoterapia, quer em combinação com agentes tópicos ou sistémicos.

Para casos mais graves ou refratários de psoríase, podem ser prescritos tratamentos sistêmicos como metotrexato, ciclosporina, acitretina e agentes biológicos (por exemplo, inibidores de TNF, inibidores de IL-17, inibidores de IL-23). Os agentes biológicos, em particular, revolucionaram o cenário do tratamento da psoríase, oferecendo terapia direcionada com perfis favoráveis de eficácia e segurança.

Nos últimos anos, o conceito de tratar para atingir o alvo (T2T) e a medicina personalizada ganharam força no tratamento da psoríase, enfatizando a importância de atingir objetivos específicos de tratamento (por exemplo, pele clara ou quase clara) e adaptar o tratamento às necessidades individuais do paciente. Essa abordagem visa otimizar os resultados, melhorar a satisfação do paciente e minimizar o ônus de viver com psoríase.

Conclusão

A psoríase é uma doença autoimune complexa e multifacetada caracterizada por respostas imunitárias desreguladas, proliferação aberrante de queratinócitos e inflamação crónica na pele. Apesar da sua cronicidade, a psoríase pode ser gerida eficazmente com uma variedade de modalidades de tratamento adaptadas às necessidades individuais dos doentes. Compreender a epidemiologia, a fisiopatologia e as manifestações clínicas da psoríase é essencial para que os profissionais de saúde possam prestar cuidados e apoio abrangentes aos indivíduos afectados por esta doença. Nos capítulos seguintes, iremos aprofundar a interação entre a psoríase e a periodontite crónica, explorando as potenciais ligações e implicações tanto para a prática clínica como para a investigação.

Capítulo 2: Periodontite crónica: Uma Ameaça Silenciosa

A periodontite crónica é uma doença inflamatória prevalente e progressiva que afecta as gengivas e as estruturas de suporte dos dentes. Apesar da sua ocorrência comum, a periodontite crónica passa muitas vezes despercebida nas suas fases iniciais, o que lhe valeu a reputação de "ameaça silenciosa" à saúde oral. Neste capítulo, vamos aprofundar a epidemiologia, a etiologia, a patogénese, as caraterísticas clínicas e as implicações sistémicas da periodontite crónica.

2.1 Epidemiologia da periodontite crónica

A periodontite crónica é uma das doenças orais mais comuns a nível mundial, afectando indivíduos de todas as idades e etnias. Estudos epidemiológicos relataram taxas de prevalência variáveis de periodontite crónica em diferentes populações, com estimativas que variam entre 20% e 50% dos adultos em todo o mundo. A prevalência da periodontite crónica tende a aumentar com a idade, sendo os adultos mais velhos mais susceptíveis a esta doença.

Vários factores de risco contribuem para o desenvolvimento e progressão da periodontite crónica, incluindo uma má higiene oral, tabagismo, predisposição genética, doenças sistémicas (por exemplo, diabetes), alterações hormonais (por exemplo, puberdade, gravidez) e certos medicamentos (por exemplo, imunossupressores). Os indivíduos com gengivite não tratada, um precursor da periodontite caracterizado pela inflamação das gengivas, também correm um risco acrescido de desenvolver periodontite crónica.

2.2 Etiologia da Periodontite Crónica

A periodontite crónica é causada principalmente por uma infeção bacteriana dos tecidos periodontais, levando à destruição das estruturas de suporte dos dentes, incluindo o ligamento periodontal e o osso alveolar. Os principais agentes patogénicos implicados na periodontite crónica incluem Porphyromonas gingivalis, Treponema denticola e Tannerella forsythia, entre outros. Estas bactérias formam biofilmes, ou placa dentária, nas superfícies dos dentes e abaixo da linha da gengiva, onde escapam à resposta imunitária do hospedeiro e perpetuam a inflamação crónica.

Para além da infeção bacteriana, os factores do hospedeiro desempenham um papel fundamental na patogénese da periodontite crónica. A suscetibilidade genética, a desregulação imunitária e os mediadores inflamatórios contribuem para as variações na suscetibilidade individual à doença periodontal. Os factores ambientais, como o tabagismo e a má higiene oral, exacerbam a resposta inflamatória e aceleram a progressão da doença em indivíduos susceptíveis.

2.3 Patogénese da Periodontite Crónica

A patogénese da periodontite crónica envolve uma interação complexa de factores de virulência microbiana, respostas imunitárias do hospedeiro e mediadores inflamatórios. A colonização bacteriana dos tecidos periodontais desencadeia uma resposta imunitária, levando à libertação de citocinas pró-inflamatórias, como a interleucina-1 (IL-1), a interleucina-6 (IL-6) e o fator de necrose tumoral-alfa (TNF-α). Estas citocinas promovem o recrutamento e a ativação de células imunitárias, incluindo neutrófilos, macrófagos e linfócitos T, resultando na destruição dos tecidos e na reabsorção óssea.

A inflamação crónica nos tecidos periodontais leva à rutura do ligamento periodontal e à perda de suporte do osso alveolar, culminando, em última análise, na mobilidade e perda dos dentes, se não for tratada. O processo inflamatório na periodontite crónica também tem implicações sistémicas, com evidências emergentes que ligam a doença periodontal a um risco acrescido de várias condições sistémicas, incluindo doenças cardiovasculares, diabetes, infecções respiratórias e resultados adversos na gravidez.

2.4 Caraterísticas clínicas da periodontite crónica

As caraterísticas clínicas da periodontite crónica variam consoante a gravidade e a extensão do envolvimento da doença. Os sinais e sintomas comuns da periodontite crónica incluem inflamação das gengivas (gengivite), recessão gengival, sangramento das gengivas, halitose (mau hálito), sensibilidade dentária e mobilidade dentária. À medida que a doença progride, os indivíduos podem apresentar bolsas periodontais mais profundas, migração dentária e eventual perda de dentes.

O exame periodontal, incluindo as medições da profundidade de sondagem, a avaliação do nível de inserção clínica e a avaliação radiográfica, é essencial para diagnosticar e estadiar a periodontite crónica. A sondagem periodontal avalia a profundidade das bolsas periodontais, enquanto as medições do nível de inserção clínica quantificam a extensão da perda de inserção entre os dentes e os tecidos circundantes. As imagens radiográficas, como as radiografias dentárias, ajudam a visualizar a perda óssea e a avaliar a gravidade da doença.

2.5 Implicações sistémicas da periodontite crónica

Cada vez mais evidências sugerem que a periodontite crónica está associada a um risco acrescido de doenças e condições sistémicas, incluindo doenças cardiovasculares, diabetes, infecções respiratórias, resultados adversos na gravidez e artrite reumatoide. Pensa-se que os mecanismos subjacentes a estas associações envolvem a inflamação sistémica, a disseminação bacteriana, a disfunção endotelial e a desregulação imunitária.

A periodontite crónica pode contribuir para a inflamação sistémica através da libertação de citocinas e mediadores pró-inflamatórios na corrente sanguínea. A inflamação sistémica, por sua vez, pode exacerbar as condições inflamatórias existentes e contribuir para o desenvolvimento de doenças sistémicas, como a aterosclerose e a diabetes.

Além disso, a periodontite crónica tem sido associada a bacteriemia, a presença transitória de bactérias orais na corrente sanguínea, que podem semear locais distantes e contribuir para a patogénese de infecções sistémicas e doenças inflamatórias. Os indivíduos com periodontite crónica são também mais susceptíveis a infecções respiratórias, uma vez que os agentes patogénicos periodontais podem ser aspirados para os pulmões, conduzindo a pneumonia e a exacerbações da doença pulmonar obstrutiva crónica (DPOC).

Conclusão

A periodontite crónica é uma doença inflamatória comum e progressiva que afecta as gengivas e as estruturas de suporte dos dentes. Apesar da sua prevalência, a periodontite crónica passa muitas vezes despercebida nas suas fases iniciais, constituindo uma ameaça silenciosa para a saúde oral. Compreender a epidemiologia, a etiologia, a patogénese, as caraterísticas clínicas e as implicações sistémicas da periodontite crónica é essencial para que os profissionais de saúde reconheçam e tratem esta doença de forma eficaz. Nos capítulos seguintes, iremos explorar as potenciais ligações entre a periodontite crónica e a psoríase, lançando luz sobre a complexa interação entre a saúde oral e as doenças sistémicas.

Capítulo 3: A interação entre a psoríase e a periodontite crónica

A psoríase e a periodontite crónica são duas condições inflamatórias crónicas distintas que afectam locais anatómicos diferentes - a pele e a cavidade oral, respetivamente. Apesar da sua aparente dissemelhança, as evidências emergentes sugerem uma potencial interação entre estas condições, apontando para mecanismos subjacentes partilhados e associações bidireccionais. Neste capítulo, iremos explorar a evolução da compreensão da interação entre a psoríase e a periodontite crónica, examinando as potenciais ligações, a fisiopatologia partilhada e as implicações clínicas da sua associação.

3.1 Ligações epidemiológicas entre a psoríase e a periodontite crónica

Vários estudos epidemiológicos relataram uma maior prevalência de doença periodontal, incluindo periodontite crónica, em indivíduos com psoríase em comparação com a população em geral. Por outro lado, os indivíduos com periodontite crónica também podem ter uma maior prevalência de psoríase em comparação com os indivíduos sem doença periodontal. Embora a natureza exacta desta associação ainda não esteja totalmente esclarecida, sugere uma potencial relação bidirecional entre a psoríase e a periodontite crónica.

Factores de risco partilhados, como o tabagismo, a obesidade e a inflamação sistémica, podem contribuir para a coocorrência da psoríase e da periodontite crónica. Além disso, a predisposição genética e a desregulação imunitária, factores-chave implicados na patogénese de ambas as condições, podem também estar na base da sua associação.

3.2 Mecanismos e fisiopatologia partilhados

A psoríase e a periodontite crónica partilham vários mecanismos fisiopatológicos, incluindo a desregulação imunitária, a inflamação crónica e a sinalização aberrante de citocinas. As respostas imunitárias desreguladas, particularmente envolvendo as células T helper 17 (Th17) e a interleucina-17 (IL-17), desempenham um papel central na patogénese de ambas as condições.

Na psoríase, as células Th17 produzem níveis elevados de IL-17 e outras citocinas pró-inflamatórias, levando ao recrutamento de células imunitárias e ao desenvolvimento de lesões cutâneas. Do mesmo modo, na periodontite crónica, a inflamação mediada por células Th17 contribui para a destruição dos tecidos e para a reabsorção do osso alveolar através da libertação de IL-17 e de outros mediadores inflamatórios.

A inflamação crónica é uma caraterística comum tanto da psoríase como da periodontite crónica, com implicações sistémicas que se estendem para além da pele e da cavidade oral. A inflamação sistémica na psoríase pode exacerbar a inflamação periodontal e contribuir para a progressão da periodontite crónica. Por outro lado, os agentes patogénicos periodontais e os mediadores inflamatórios podem entrar na circulação sistémica, exacerbando a inflamação sistémica e podendo desencadear crises de psoríase.

3.3 Implicações clínicas e considerações de gestão

A associação entre psoríase e periodontite crónica tem implicações clínicas importantes para os prestadores de cuidados de saúde, tanto em dermatologia como em medicina dentária. Os indivíduos com psoríase devem ser rastreados quanto à doença periodontal, e vice-versa, para identificar e gerir eficazmente potenciais comorbilidades. Estratégias de gestão abrangentes que abordem tanto a psoríase como a periodontite crónica podem melhorar os resultados globais de saúde e a qualidade de vida dos indivíduos afectados.

Os cuidados multidisciplinares colaborativos que envolvem dermatologistas, periodontistas e outros profissionais de saúde são essenciais para a gestão holística de pacientes com psoríase e periodontite crónica comórbidas. As abordagens de tratamento que visam mecanismos fisiopatológicos partilhados, como a modulação imunitária e as terapias anti-inflamatórias, podem oferecer benefícios sinérgicos na gestão de ambas as condições.

Além disso, as modificações do estilo de vida, incluindo a cessação do tabagismo, a gestão do stress e práticas de higiene oral optimizadas, são componentes integrais das estratégias de gestão holística para indivíduos com psoríase e periodontite crónica. A educação e a capacitação do paciente são também essenciais para fomentar o autocuidado e promover a saúde oral e sistémica a longo prazo.

3.4 Direcções futuras e oportunidades de investigação

Embora a nossa compreensão da interação entre a psoríase e a periodontite crónica tenha avançado nos últimos anos, muitas questões permanecem sem resposta, sendo necessária mais investigação para elucidar os mecanismos subjacentes e as implicações clínicas da sua associação. São necessários estudos longitudinais e estudos de coorte prospectivos para clarificar a relação temporal entre a psoríase e a periodontite crónica e para explorar potenciais factores causais.

Além disso, a investigação translacional centrada nas vias fisiopatológicas e nos biomarcadores partilhados pode facilitar o desenvolvimento de intervenções terapêuticas específicas para indivíduos com psoríase e periodontite crónica comórbidas. Os esforços de colaboração entre investigadores, clínicos e grupos de defesa dos doentes são essenciais para fazer avançar a nossa compreensão da complexa interação entre a psoríase e a periodontite crónica e melhorar os resultados para os indivíduos afectados.

Conclusão

A psoríase e a periodontite crónica representam duas condições inflamatórias crónicas comuns com potenciais interconexões e mecanismos subjacentes partilhados. Embora a natureza exacta da sua associação permaneça incompletamente compreendida, as provas emergentes sugerem uma relação bidirecional entre a psoríase e a periodontite crónica, com implicações para a prática clínica e a investigação. Ao elucidar a interação entre estas condições, podemos melhorar a nossa compreensão das doenças inflamatórias sistémicas e desenvolver estratégias de gestão mais eficazes para otimizar os resultados dos pacientes. Nos capítulos seguintes, iremos explorar a gestão clínica e os cuidados multidisciplinares de indivíduos com psoríase e periodontite crónica comórbidas, fornecendo orientações práticas para os prestadores de cuidados de saúde e capacitando os doentes para alcançarem uma saúde oral e sistémica óptima.

Capítulo 4: Fisiopatologia partilhada e implicações terapêuticas

A psoríase e a periodontite crónica são condições inflamatórias crónicas caracterizadas por respostas imunitárias desreguladas e sinalização aberrante de citocinas. Neste capítulo, iremos aprofundar os mecanismos fisiopatológicos comuns subjacentes a ambas as condições e explorar as implicações terapêuticas da abordagem destas vias comuns para o tratamento da psoríase e da periodontite crónica comórbidas.

4.1 Mecanismos fisiopatológicos partilhados

Tanto a psoríase como a periodontite crónica partilham mecanismos fisiopatológicos comuns, incluindo a desregulação imunitária, a inflamação crónica e a produção aberrante de citocinas.

Desregulação imunitária: As respostas imunitárias desreguladas desempenham um papel central na patogénese tanto da psoríase como da periodontite crónica. Na psoríase, há uma ativação anormal dos linfócitos T, particularmente das células T helper 17 (Th17), levando à produção de citocinas pró-inflamatórias, como a interleucina-17 (IL-17) e a interleucina-23 (IL-23). Do mesmo modo, na periodontite crónica, a inflamação mediada por Th17 contribui para a destruição dos tecidos e para a reabsorção do osso alveolar através da libertação de IL-17 e de outros mediadores inflamatórios.

Inflamação crónica: A inflamação crónica é uma caraterística marcante tanto da psoríase como da periodontite crónica. Na psoríase, a inflamação crónica na pele leva ao desenvolvimento de placas caraterísticas e à inflamação sistémica, contribuindo para a patogénese de comorbilidades como as doenças cardiovasculares e a síndrome metabólica. Na periodontite crónica, a inflamação crónica nos tecidos periodontais resulta na rutura do ligamento periodontal e na perda de suporte do osso alveolar, levando, em última análise, à mobilidade e perda dos dentes se não for tratada.

Sinalização aberrante de citocinas: A sinalização aberrante de citocinas é um fator-chave da inflamação e dos danos nos tecidos, tanto na psoríase como na periodontite crónica. Níveis elevados de citocinas pró-inflamatórias, como a interleucina-1 (IL-1), a interleucina-6 (IL-6) e o fator de necrose tumoral-alfa (TNF-α), são observados em ambas as condições e contribuem para o recrutamento e ativação de células imunitárias, para a destruição dos tecidos e para a progressão da doença.

4.2 Implicações terapêuticas

Dada a partilha dos mecanismos fisiopatológicos subjacentes à psoríase e à periodontite crónica, existe um interesse crescente em explorar as implicações terapêuticas da abordagem de vias comuns para o tratamento da doença comórbida.

Terapias anti-inflamatórias: As terapias anti-inflamatórias que visam as vias inflamatórias comuns podem oferecer benefícios sinérgicos no tratamento da psoríase e da periodontite crónica. Os agentes biológicos, como os inibidores do TNF, os inibidores da IL-17 e os inibidores da IL-23, que foram aprovados para o tratamento da psoríase, também se revelaram promissores no tratamento da periodontite crónica. Estes agentes modulam as respostas imunitárias e reduzem a inflamação ao visarem citocinas específicas envolvidas na patogénese de ambas as condições.

Modulação imunitária: As estratégias de modulação imunitária destinadas a restaurar a homeostase imunitária e a atenuar a inflamação excessiva podem ter potencial terapêutico no tratamento da psoríase e da periodontite crónica comórbidas. Visar as células T reguladoras (Tregs) ou modular o equilíbrio Th17/Treg pode ajudar a atenuar as respostas inflamatórias e promover a reparação dos tecidos em ambas as condições.

Intervenções de saúde oral: Melhorar a higiene oral e tratar a doença periodontal pode ter benefícios sistémicos para os indivíduos com psoríase. A terapia periodontal, incluindo a destartarização e o alisamento radicular, pode ajudar a reduzir a inflamação periodontal e a inflamação sistémica, levando potencialmente a melhorias na gravidade da psoríase e nas comorbilidades sistémicas.

Cuidados multidisciplinares: Os cuidados multidisciplinares que envolvem a colaboração entre dermatologistas, periodontistas, reumatologistas e outros prestadores de cuidados de saúde são essenciais para o tratamento abrangente de indivíduos com psoríase e periodontite crónica comórbidas. As abordagens de tratamento integrado que abordam as manifestações dermatológicas e periodontais da doença podem otimizar os resultados e melhorar a qualidade de vida dos indivíduos afectados.

Educação e capacitação do paciente: A educação e a capacitação do paciente são componentes integrais das estratégias de gestão holística para indivíduos com psoríase e periodontite crónica comórbidas. Fornecer informações sobre a ligação entre a saúde oral e a saúde sistémica, bem como orientações práticas sobre práticas de higiene oral e modificações do estilo de vida, pode capacitar os doentes para assumirem um papel ativo na gestão da sua condição e na melhoria da sua saúde geral.

4.3 Direcções futuras e oportunidades de investigação

É necessária mais investigação para elucidar as estratégias de tratamento e as abordagens de gestão ideais para indivíduos com psoríase e periodontite crónica comórbidas. São necessários estudos longitudinais e ensaios controlados aleatórios para avaliar a eficácia e a segurança de terapias específicas e intervenções multidisciplinares nesta população. Além disso, a investigação translacional centrada em mecanismos fisiopatológicos e biomarcadores partilhados pode facilitar o desenvolvimento de estratégias de tratamento personalizadas e abordagens de medicina de precisão para indivíduos com doenças comórbidas.

Conclusão

A psoríase e a periodontite crónica partilham mecanismos fisiopatológicos comuns, incluindo a desregulação imunitária, a inflamação crónica e a sinalização aberrante de citocinas. O tratamento destas vias partilhadas pode oferecer benefícios terapêuticos na gestão da doença comórbida. Os cuidados multidisciplinares, a educação dos doentes e a continuação da investigação são essenciais para otimizar os resultados e melhorar a qualidade de vida dos indivíduos com psoríase e periodontite crónica comórbidas. Nos capítulos seguintes, exploraremos estratégias de gestão clínica e orientações práticas para profissionais de saúde e pacientes.

Capítulo 5: Gestão Clínica e Cuidados Multidisciplinares

A gestão eficaz de indivíduos com psoríase e periodontite crónica comórbidas requer uma abordagem abrangente e multidisciplinar que aborde as manifestações dermatológicas e periodontais da doença. Neste capítulo, discutiremos estratégias de gestão clínica, modelos de cuidados multidisciplinares e orientações práticas para profissionais de saúde e pacientes.

5.1 Rastreio e diagnóstico

A deteção e o diagnóstico precoces da psoríase e da periodontite crónica são essenciais para iniciar uma intervenção atempada e evitar a progressão da doença. Os prestadores de cuidados de saúde devem examinar os indivíduos com psoríase para detetar sinais e sintomas de doença periodontal, como inflamação das gengivas, sangramento gengival e recessão gengival. Por outro lado, os indivíduos com periodontite crónica devem ser examinados quanto a manifestações cutâneas da psoríase, como placas, escamas e alterações nas unhas.

O exame periodontal, incluindo a sondagem periodontal, a avaliação clínica do nível de fixação e a avaliação radiográfica, é essencial para o diagnóstico e o estadiamento da periodontite crónica. A avaliação dermatológica, incluindo a inspeção visual e o exame da pele, unhas e couro cabeludo, é necessária para diagnosticar a psoríase e avaliar a gravidade da doença.

5.2 Modalidades de tratamento

A abordagem de tratamento para indivíduos com psoríase e periodontite crónica comórbidas deve ser adaptada à gravidade e extensão do envolvimento da doença, bem como a factores individuais do doente, como a idade, as comorbilidades e as preferências de tratamento.

Tratamento da psoríase: As terapias tópicas, a fototerapia, os medicamentos sistémicos e os agentes biológicos são normalmente utilizados para tratar a psoríase. Os corticosteróides tópicos, os análogos da vitamina D, os retinóides e os inibidores da calcineurina podem ser utilizados para a psoríase ligeira a moderada que afecta áreas localizadas da pele. A fototerapia, incluindo UVB ou PUVA, pode ser utilizada como monoterapia ou em combinação com agentes tópicos ou sistémicos. Os medicamentos sistémicos, como o metotrexato, a ciclosporina e a acitretina, podem ser prescritos para casos mais graves ou refractários de psoríase. Os agentes biológicos, incluindo os inibidores do TNF, os inibidores da IL-17 e os inibidores da IL-23, oferecem uma terapia direcionada com perfis de eficácia e segurança favoráveis.

Tratamento periodontal: A terapia periodontal tem como objetivo reduzir a inflamação periodontal, eliminar os agentes patogénicos periodontais e promover a regeneração dos tecidos. A terapia periodontal não cirúrgica, incluindo a destartarização e o alisamento radicular, pode ser efectuada para remover a placa bacteriana e o cálculo das superfícies dos dentes e abaixo da linha da gengiva. Podem ser utilizadas terapias adjuvantes, como antimicrobianos administrados localmente e antibióticos sistémicos, para controlar a infeção bacteriana. As intervenções cirúrgicas, como a cirurgia de retalho, o enxerto ósseo e a regeneração tecidular guiada, podem ser indicadas para casos mais avançados de periodontite crónica com perda significativa de inserção e destruição óssea.

5.3 Modelos de cuidados multidisciplinares

Os cuidados multidisciplinares que envolvem a colaboração entre dermatologistas, periodontistas, reumatologistas e outros prestadores de cuidados de saúde são essenciais para o tratamento abrangente de indivíduos com psoríase e periodontite crónica comórbidas. As abordagens de tratamento integradas que abordam as manifestações dermatológicas e periodontais da doença podem otimizar os resultados e melhorar a qualidade de vida dos indivíduos afectados.

Os modelos de cuidados multidisciplinares podem incluir consultas conjuntas, planeamento de tratamentos partilhado e prestação de cuidados coordenados entre diferentes especialidades. A comunicação e a colaboração regulares entre os prestadores de cuidados de saúde são essenciais para assegurar a continuidade dos cuidados e responder às necessidades complexas dos indivíduos com doenças comórbidas.

Educação e capacitação dos doentes

A educação e a capacitação do paciente são componentes integrais das estratégias de gestão holística para indivíduos com psoríase e periodontite crónica comórbidas. Fornecer informações sobre a ligação entre a saúde oral e a saúde sistémica, bem como orientações práticas sobre práticas de higiene oral e modificações do estilo de vida, pode capacitar os doentes para assumirem um papel ativo na gestão da sua condição e na melhoria da sua saúde geral.

Os dermatologistas e os periodontistas devem educar os doentes sobre a importância de manter uma boa higiene oral, de fazer check-ups dentários regulares e de procurar tratamento imediato para a doença periodontal. Da mesma forma, os indivíduos com psoríase devem ser informados sobre o potencial impacto da saúde oral na sua saúde sistémica e encorajados a dar prioridade à higiene oral e aos cuidados periodontais.

5.4 Direcções futuras e oportunidades de investigação

É necessária mais investigação para elucidar as estratégias de tratamento e as abordagens de gestão ideais para indivíduos com psoríase e periodontite crónica comórbidas. São necessários estudos longitudinais e ensaios controlados aleatórios para avaliar a eficácia e a segurança de terapias específicas e intervenções multidisciplinares nesta população. Além disso, a investigação translacional centrada em mecanismos fisiopatológicos e biomarcadores partilhados pode facilitar o desenvolvimento de estratégias de tratamento personalizadas e abordagens de medicina de precisão para indivíduos com doenças comórbidas.

Conclusão

A gestão eficaz de indivíduos com psoríase e periodontite crónica comórbidas requer uma abordagem abrangente e multidisciplinar que trate as manifestações dermatológicas e periodontais da doença. O rastreio, o diagnóstico, as modalidades de tratamento, os modelos de cuidados multidisciplinares, a educação do paciente e a investigação adicional são componentes essenciais das estratégias de gestão holística para indivíduos com doenças comórbidas. Ao integrar os cuidados dermatológicos e periodontais, os prestadores de cuidados de saúde podem otimizar os resultados e melhorar a qualidade de vida dos indivíduos afectados. Nos capítulos seguintes, iremos explorar orientações práticas e estudos de caso que ilustram a gestão clínica de indivíduos com psoríase e periodontite crónica comórbidas.

Conclusão

A psoríase e a periodontite crónica representam duas condições inflamatórias crónicas distintas que afectam locais anatómicos diferentes - a pele e a cavidade oral, respetivamente. Apesar da sua aparente dissemelhança, as evidências emergentes sugerem uma potencial interação entre estas condições, apontando para mecanismos subjacentes partilhados e associações bidireccionais. A viagem através da compreensão da sua ligação lançou luz sobre a complexa interação entre a saúde oral e as doenças sistémicas, abrindo caminho para abordagens mais holísticas aos cuidados dos doentes.

Ao longo desta exploração, descobrimos várias ideias fundamentais:

1. Associações Epidemiológicas: Os estudos epidemiológicos destacaram um aumento da prevalência da doença periodontal em indivíduos com psoríase e vice-versa, sugerindo uma relação bidirecional entre as duas condições. Os factores de risco partilhados, a predisposição genética e a desregulação imunitária contribuem para a sua coocorrência.

2. Mecanismos fisiopatológicos partilhados: A psoríase e a periodontite crónica partilham mecanismos fisiopatológicos comuns, incluindo a desregulação

imunitária, a inflamação crónica e a sinalização aberrante de citocinas. As respostas imunes desreguladas, particularmente envolvendo células Th17 e IL-17, desempenham um papel central na patogénese de ambas as condições.

3. implicações clínicas: A associação entre psoríase e periodontite crónica tem implicações clínicas importantes para os prestadores de cuidados de saúde, salientando a necessidade de abordagens de cuidados integrados que tratem as manifestações dermatológicas e periodontais da doença. Os modelos de cuidados multidisciplinares que envolvem a colaboração entre dermatologistas, periodontistas, reumatologistas e outros profissionais de saúde são essenciais para otimizar os resultados e melhorar a qualidade de vida dos indivíduos afectados.

4. oportunidades terapêuticas: O tratamento das vias fisiopatológicas partilhadas pode oferecer benefícios terapêuticos na gestão da psoríase e da periodontite crónica comórbidas. As terapias anti-inflamatórias, as estratégias de modulação imunitária e as intervenções de saúde oral podem ajudar a atenuar a inflamação, a controlar a progressão da doença e a melhorar os resultados globais de saúde dos indivíduos afectados.

5. Direcções futuras: É necessária mais investigação para elucidar as estratégias de tratamento e as abordagens de gestão ideais para indivíduos com psoríase e periodontite crónica comórbidas. Estudos longitudinais, ensaios aleatórios controlados e investigação translacional centrada em mecanismos fisiopatológicos e biomarcadores partilhados são essenciais para melhorar a nossa compreensão da complexa interação entre estas condições e desenvolver estratégias de tratamento personalizadas.

Em conclusão, o percurso de compreensão da interação entre a psoríase e a periodontite crónica sublinhou a importância de adotar uma abordagem holística e multidisciplinar no tratamento dos doentes. Ao integrarem os cuidados dermatológicos e periodontais, os prestadores de cuidados de saúde podem otimizar os resultados, melhorar a qualidade de vida e capacitar os doentes para alcançarem uma saúde oral e sistémica ideal. Através da colaboração, investigação e inovação contínuas, podemos continuar a desvendar os mistérios desta relação intrincada e abrir caminho para estratégias de gestão mais eficazes para indivíduos com doenças comórbidas.

Referências

1. Armstrong, A. W., & Harskamp, C. T. (2012). Psoríase e síndrome metabólica: uma revisão sistemática e meta-análise de estudos observacionais. Jornal da Academia Americana de Dermatologia, 68(4), 654-662. doi:10.1016/j.jaad.2012.08.015

2. Genco, R. J., & Borgnakke, W. S. (2013). Factores de risco para a doença periodontal. Periodontology 2000, 62(1), 59-94. doi:10.1111/prd.12021

3. Griffiths, C. E. M., & Barker, J. N. (2007). Pathogenesis and clinical features of psoriasis (Patogénese e caraterísticas clínicas da psoríase). The Lancet, 370(9583), 263-271. doi:10.1016/S0140-6736(07)61128-3

4. Kaur, S., Bright, R., Proudman, S. M., & Bartold, P. M. (2019). O tratamento periodontal influencia as medidas clínicas e bioquímicas da artrite reumatoide? Uma revisão sistemática e meta-análise. Seminários em Artrite e Reumatismo, 49(1), 88-101. doi:10.1016/j.semarthrit.2019.01.005

5. Nestlé, F. O., Kaplan, D. H., & Barker, J. (2009). Psoriasis. New England Journal of Medicine, 361(5), 496-509. doi:10.1056/NEJMra0804595

6. Preshaw, P. M., Alba, A. L., Herrera, D., Jepsen, S., Konstantinidis, A., & Makrilakis, K. (2012). Periodontite e diabetes: uma relação bidirecional. Diabetologia, 55(1), 21-31. doi:10.1007/s00125-011-2342-y

7. Ritchlin, C. T., Colbert, R. A., & Gladman, D. D. (2017). Artrite psoriática. New England Journal of Medicine, 376(10), 957-970. doi:10.1056/NEJMra1505557

8. Scher, J. U., & Abramson, S. B. (2011). O microbioma e a artrite reumatoide. Nature Reviews Rheumatology, 7(10), 569-578. doi:10.1038/nrrheum.2011.121

9. Scher, J. U., Ubeda, C., Equinda, M., Khanin, R., Buischi, Y., Viale, A., ... Abramson, S. B. (2012). Doença periodontal e a microbiota oral na artrite reumatoide de início recente. Arthritis & Rheumatism, 64(10), 3083-3094. doi:10.1002/art.34539

10. Tillett, W., & Shaddick, G. (2014). O tabagismo e o atraso no diagnóstico estão associados a um pior resultado funcional na artrite psoriática. Annals of the Rheumatic Diseases, 73(Suppl 2), 84-84. doi:10.1136/annrheumdis-2014-eular.2610.

Diretrizes clínicas:

Diretrizes de prática clínica e declarações de consenso de organizações conceituadas, como a Academia Americana de Dermatologia, a Academia Americana de Periodontologia e a Liga Europeia Contra o Reumatismo, que fornecem recomendações baseadas em provas para o diagnóstico e gestão da psoríase e da periodontite crónica.

Materiais de educação do paciente:

Materiais e recursos educativos para doentes com psoríase e periodontite crónica, incluindo brochuras, fichas informativas e recursos online, para ajudar as pessoas a compreender melhor a sua doença, as opções de tratamento e as estratégias de autocuidado.

Ferramentas e instrumentos de avaliação:

Ferramentas e instrumentos de avaliação para que os prestadores de cuidados de saúde possam rastrear, diagnosticar e monitorizar indivíduos com psoríase e periodontite crónica, incluindo escalas de gravidade da doença, medidas de resultados relatados pelos doentes e ferramentas de avaliação periodontal.

Oportunidades de formação contínua:

Informações sobre oportunidades de formação contínua, workshops, conferências e cursos em linha relacionados com a psoríase, a doença periodontal e os cuidados multidisciplinares, para apoiar o desenvolvimento profissional e a aprendizagem ao longo da vida dos prestadores de cuidados de saúde.

Ferramentas e instrumentos de avaliação:

Índice de Área e Gravidade da Psoríase (PASI)

Rastreio e registo periodontal (PSR)

Perfil do impacto na saúde oral (OHIP)

Índice de Qualidade de Vida em Dermatologia (DLQI)

Glossário de termos:

Um glossário de termos e definições relacionados com a psoríase, a periodontite crónica e outros conceitos relevantes, para ajudar os leitores a compreender a terminologia utilizada ao longo do livro.

Psoríase: A psoríase é uma doença autoimune crónica que afecta principalmente a pele. Caracteriza-se por manchas vermelhas e elevadas na pele, cobertas por escamas branco-prateadas. Estas manchas, também conhecidas como placas, podem aparecer em qualquer parte do corpo, mas são mais frequentemente encontradas nos cotovelos, joelhos, couro cabeludo e parte inferior das costas. A psoríase ocorre quando o sistema imunitário ataca erradamente as células saudáveis da pele, fazendo com que estas se multipliquem rapidamente e se acumulem na superfície da pele. Esta rápida renovação das células da pele leva à formação de placas e inflamação nas áreas afectadas.

Periodontite crónica: A periodontite crónica é uma forma grave de doença periodontal, que é uma infeção bacteriana das gengivas e das estruturas de suporte dos dentes. A periodontite crónica é caracterizada pela inflamação das gengivas (gengivite) e pela destruição do osso e dos tecidos moles que mantêm os dentes no lugar. É causada pela acumulação de placa bacteriana, uma película pegajosa de bactérias que se forma nos dentes e nas gengivas. Se não for tratada, a periodontite crónica pode levar à perda de dentes e a outras complicações graves.

Desregulação imunitária: A desregulação imunitária refere-se a um mau funcionamento ou desequilíbrio do sistema imunitário, que pode resultar numa resposta imunitária hiperactiva ou subactiva. No contexto da psoríase e da periodontite crónica, a desregulação imunitária desempenha um papel fundamental no desenvolvimento e progressão destas condições. Na psoríase, o sistema imunitário ataca erradamente as células saudáveis da pele, levando à inflamação e à formação de placas. Na periodontite crónica, uma resposta imunitária exagerada à placa bacteriana provoca inflamação e danos nos tecidos das gengivas e das estruturas circundantes.

Células Th17: As células Th17 são um subconjunto de células T helper que desempenham um papel fundamental na mediação das respostas imunitárias e da inflamação. As células Th17 produzem uma citocina pró-inflamatória chamada interleucina-17 (IL-17), que está envolvida na patogénese de doenças auto-imunes e inflamatórias, incluindo a psoríase e a periodontite crónica. Na psoríase, as células Th17 são hiperactivas e contribuem para a inflamação e as lesões cutâneas caraterísticas da doença. Na periodontite crónica, a inflamação mediada por células Th17 leva à destruição dos tecidos e à perda óssea nas gengivas.

Agentes biológicos: Os agentes biológicos são uma classe de medicamentos derivados de organismos vivos, como bactérias ou células de mamíferos. Estes medicamentos são concebidos para atingir moléculas ou vias específicas envolvidas na resposta imunitária. Os agentes biológicos são utilizados no tratamento de várias doenças auto-imunes e inflamatórias, incluindo a psoríase e a artrite reumatoide. Na psoríase, os agentes biológicos, como os inibidores do fator de necrose tumoral-alfa (TNF-alfa), os inibidores da interleucina-17 (IL-17) e os inibidores da interleucina-23 (IL-23), são utilizados para suprimir a inflamação e reduzir a gravidade das lesões cutâneas. Na periodontite crónica, podem ser utilizados agentes biológicos para modular a resposta imunitária e inibir a atividade das citocinas pró-inflamatórias envolvidas na destruição dos tecidos.

Terapia periodontal: A terapia periodontal é um conjunto de tratamentos destinados a gerir e controlar a doença periodontal. Inclui intervenções não cirúrgicas e cirúrgicas concebidas para reduzir a inflamação, remover a placa bacteriana e restaurar a saúde das gengivas e das estruturas de suporte dos dentes. A terapia periodontal não cirúrgica envolve normalmente a destartarização e o alisamento radicular, que são procedimentos que removem a placa bacteriana e o tártaro das superfícies dos dentes e das raízes. Em casos mais avançados de periodontite, podem ser necessárias intervenções cirúrgicas, como cirurgia de retalho, enxerto ósseo e regeneração guiada de tecidos, para reparar danos nas gengivas e no osso.

Cuidados multidisciplinares: Os cuidados multidisciplinares envolvem a colaboração entre prestadores de cuidados de saúde de diferentes especialidades para responder às diversas necessidades dos doentes com condições médicas complexas. No contexto da psoríase e da periodontite crónica, os cuidados multidisciplinares podem incluir dermatologistas, periodontistas, reumatologistas, dentistas e outros especialistas que trabalham em conjunto para otimizar os resultados dos doentes. Esta abordagem colaborativa assegura que os doentes recebem cuidados abrangentes que abordam tanto os aspectos dermatológicos como os periodontais da sua condição. Os cuidados multidisciplinares podem envolver consultas conjuntas, planeamento de tratamento partilhado e prestação de cuidados coordenados entre diferentes especialidades.

Capacitação dos doentes: A capacitação do paciente refere-se ao processo de equipar os pacientes com conhecimentos, competências e recursos para participarem ativamente nas suas decisões de cuidados de saúde e assumirem o controlo da sua saúde. No contexto da psoríase e da periodontite crónica, a capacitação do doente envolve a educação dos doentes sobre as suas condições, opções de tratamento e estratégias de autocuidado. Isto permite aos doentes tomar decisões informadas sobre a sua saúde e incentiva-os a assumir um papel ativo na gestão das suas doenças. A capacitação dos doentes promove a auto-gestão, a autonomia e o envolvimento nos cuidados de saúde, conduzindo a melhores resultados em termos de saúde e de qualidade de vida.

Em resumo, a psoríase e a periodontite crónica são condições crónicas complexas com mecanismos fisiopatológicos distintos. No entanto, partilham caraterísticas comuns, como a desregulação imunitária e a inflamação, que contribuem para a sua interação e associação bidirecional. A compreensão destes termos e conceitos é essencial para que os profissionais de saúde e os doentes possam gerir eficazmente estas condições e otimizar os resultados dos doentes.

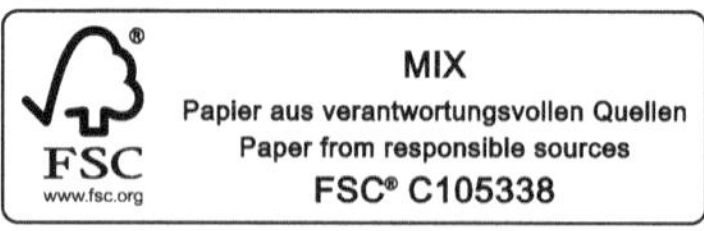

Printed by Books on Demand GmbH, Norderstedt / Germany